Table des matières

Préface...2
Réception..5
Anamnese..11
Massage...22
Thérapie manuelle...27
Facilitation neuromusculaire par la proprioception.......38
Mulligan...43
Exercices...46
Reprise de la marche..53
Drainage lymphatique...55
Electrothérapie..59
Rééducation du périnée......................................62
Thérapie respiratoire...67
Pratique...70
Mot de la fin..72
Bibliographie...73

Préface

Qui suis-je ?

je m'appelle Caroline Braun et je suis la créatrice du Little Physio.

J'ai fait des études de traduction et travaillé comme traductrice indépendante pendant plusieurs années avant de changer complètement de voie et de devenir kinésithérapeute.

Cela fait maintenant plus de dix ans que je travaille dans la kinésithérapie, au début dans des hôpitaux et ensuite dans des cabinets.

Pourquoi le Little Physio ?

Tout au long de ces années, je me suis rendue compte des problèmes que posait le **manque de compréhension entre thérapeutes et patients étrangers** et des **conséquences désastreuses de cela sur la thérapie et la guérison des patients.**

Beaucoup de personnes disent que c'est au patient d'apprendre la langue du pays dans lequel il vit mais ce n'est pas toujours possible ou pas encore fait.

De plus, certains patients sont ici en vacances, ils visitent des membres de leur famille ou sont là pour le travail.

En tant que kinésithérapeute, je ne suis pas là pour juger mais pour effectuer ma thérapie et c'est à moi de me donner les moyens de la faire du mieux que je peux.

C'est la raison pour laquelle j'ai créé le Little Physio.

Ce **traducteur** est composé de **plusieurs centaines de phrases** qui permettent au thérapeute de **communiquer avec le patient étranger** et d'**effectuer sa thérapie beaucoup plus rapidement et facilement.**

Pour une utilisation simple, le livre est divisé en plusieurs chapitres comme "réception", "massage", "exercices", "drainage lymphatique" etc.

Ainsi, il est beaucoup plus facile et rapide de trouver les phrases dont vous avez besoin.

Pour compléter le livre, vous avez l'opportunité de vous procurer l'application pour téléphone mobile android, tablette android, ou bien Iphone ou Ipad.

L'application "Littlephysio" est disponible sur le Googleplaystore et sur l' appstore de Apple.

L'application est une version audio du livre, elle permet à votre portable ou à votre tablette de "parler" à votre place.
Vous appuyez sur la phrase que vous voulez et votre portable dit la phrase au patient dans sa langue.

Vous pouvez voir une démonstration à cette adresse: youtube ou littlephysio.com

Je pense que lorsqu'on devient kinésithérapeute, c'est parce qu'on désire aider son prochain et ceci qu'il parle notre langue ou pas.

Maintenant, c'est possible :)

Caroline Braun

Réception

Empfang

1. Bonjour
Guten Tag

2. Je suis...
Ich heiße...

3. Avez-vous une ordonnance?
Haben Sie ein Rezept vom Arzt?

4. OUI
JA

5. NON
NEIN

6. Avez-vous une carte vitale?
Haben Sie Ihre Versicherungskarte?

7. Pouvez-vous apporter votre carte vitale la prochaine fois?

Können Sie das nächste mal die Karte bringen?

8. Pouvez-vous m'écrire votre numéro de téléphone, s'il vous plait?

Können Sie mir bitte Ihre Telefonnummer aufschreiben?

9. Il y a une erreur sur l'ordonnance, vous devez retourner chez le medecin pour qu'il la corrige.

Da ist ein Fehler beim Rezept, Sie müssen wieder zum Arzt damit er Ihnen ein neues Rezept gibt.

10. Avez-vous un rapport du médecin / des radios, des tomographies?

Haben Sie einen Bericht / Röntgen, CT-Bilder vom Arzt?

11. Pouvez-vous amener les radios, les tomographies la prochaine fois?

Können Sie das nächste Mal die Bilder, den Bericht mitnehmen?

12. Voici vos rendez-vous

Da sind Ihre Termine

13. Si les rendez-vous ne vous conviennent pas, dites le moi

Wenn die Termine für Sie nicht gehen, sagen Sie es mir.

14. Ça ne va pas?

Da geht es nicht?

15. Pas ce jour là?

An dem Tag nicht?

16. Plutôt le matin

Lieber Vormittags

17. Plutôt l'après-midi

Lieber Nachmittags

18. Lundi

Montag

19. Mardi

Dienstag

20. Mercredi
Mittwoch

21. Jeudi
Donnerstag

22. Vendredi
Freitag

23. Samedi
Samstag

24. Dimanche
Sonntag

25. Je suis désolée, vous êtes en avance
Es tut mir Leid, Sie sind zu früh

26. Je suis désolée, vous êtes en retard
Es tut mir Leid, Sie sind zu spät

27. Ce n'est pas possible cette semaine
Diese Woche geht es nicht

28. Ce n'est pas possible aujourd'hui
Heute geht es nicht

29. A partir de la semaine prochaine
Erst nächste Woche

30. A partir du mois prochain
Erst nächsten Monat

31. La / le thérapeute est en vacances
Die Therapeutin / der Therapeut ist in Urlaub

32. La / le thérapeute est malade
Die Therapeutin / der Therapeut ist krank

33. Voulez vous un autre thérapeute ?
Wollen Sie zum anderen Therapeut ?

34. OUI
JA

35. NON
NEIN

36. Voulez vous avoir le / la même thérapeute?

Wollen Sie bei demselben Therapeut / derselben Therapeutin bleiben?

37. Voulez vous attendre que le / la thérapeute revienne?

Wollen sie warten bis der Therapeut / die Therapeutin wieder da ist?

38. Voici votre facture.

Hier ist Ihre Rechnung.

39. Voulez vous payer maintenant ?

Wollen Sie jetzt Zahlen?

40. Voulez vous payer contant?

Wollen Sie bar zahlen?

Anamnese

Anamnese

1. **Deshabillez vous s'il vous plait**
   Ziehen Sie sich aus bitte

2. **Pouvez-vous enlevez votre haut?**
   Können Sie Ihr Oberteil ausziehen?

3. **Pouvez-vous enlever votre pantalon?**
   Können Sie Ihre Hose ausziehen?

4. **Pouvez-vous enlever votre jupe?**
   Können Sie ihren Rock ausziehen?

5. **Avez-vous des douleurs?**
   Haben Sie Schmerzen?

6. **Oui**
   Ja

7. Non

Nein

8. Montrez moi où vous avez des douleurs

Zeigen Sie mir wo Sie Schmerzen haben

9. Où sont vos douleurs ?

Wo haben Sie Schmerzen?

10. Les douleurs se diffusent-elles dans le bras?

Strahlen Sie in den Arm aus?

11. Les douleurs se diffusent-elles dans la jambe?

Strahlen Sie in das Bein aus?

12. Où les douleurs se diffusent-elles ?

Bis wohin strahlen die Schmerzen?

13. Montrez-moi

Zeigen Sie es mir

14. Avez-vous des zones insensibles?

Haben Sie Taubheitsgefühle?

15. Où?
Wo?

16. Avez-vous des paralysies, faiblesses musculaires?
Haben Sie Lähmungserscheinungen?

17. Avez-vous des fourmis?
Haben Sie Ameisenlaufen?

18. Où?
Wo?

19. Depuis quand?
Seit wann?

20. Depuis plusieurs jours
Seit Tagen

21. Depuis plusieurs semaines
Seit Wochen

22. Depuis plusieurs mois
Seit Monaten

23. Depuis plusieurs années
Seit Jahren

24. Comment est la douleur?
Wie ist der Schmerz?

25. Lancinante
Stechend

26. Diffuse
Dumpf

27. Par élancements
Ziehend

28. La douleur a-t-elle commencé doucement?
Ist der Schmerz langsam entstanden?

29. La douleur a-t-elle commencé d'un seul coup?
Ist der Schmerz schnell entstanden?

30. La douleur persiste-t-elle longtemps?
Hält der Schmerz lange?

31. Plusieurs secondes
   Mehrere Sekunden

32. Plusieurs minutes
   Mehrere Minuten

33. Plusieurs heures
   Mehrere Stunden

34. Plusieurs jours
   Mehrere Tage

35. Avez-vous eu un accident?
   Hatten Sie einen Unfall?

36. Avez-vous déjà recu des soins ?
   Sind Sie schon behandelt worden?

37. Oui
   Ja

38. Non
   Nein

39. Faites vous de l'hypertension?

Haben sie Bluthochdruck?

40. Avez-vous le diabète?

Haben Sie Diabetis?

41. Avez-vous des vertiges?

Ist Ihnen schwindelig?

42. Etes vous enceinte?

Sind Sie schwanger?

43. Depuis combien de mois?

Im wievielten Monat?

44. Prenez vous des antidouleurs?

Nehmen Sie Schmerzmittel?

45. Prenez vous des anticoagulants? / des médicaments?

Nehmen Sie Blutverdünnungsmedikamente / Medikamente ?

46. Avez-vous des problèmes de thyroide?
Haben Sie Probleme mit der Schilddrüse?

47. Avez-vous des problèmes cardiaques?
Haben Sie Herzprobleme?

48. Avez-vous des maux de tête?
Haben Sie Kopfschmerzen?

49. Vous êtes vous fait opérer?
Sind Sie operiert worden?

50. Quand vous êtes vous fait opérer?
Wann sind Sie operiert worden?

51. Il y a quelques jours
Vor Tagen

52. Il y a quelques mois
Vor Monaten

53. Il y a quelques années
Vor Jahren

54. Vous devez aller chez le médecin

Sie müssen zum Arzt gehen

55. Avez-vous des douleurs liées à une activité / pendant une activité?

Haben Sie Schmerzen bei Belastung?

56. Avez-vous des douleurs au repos?

Haben Sie Ruheschmerzen?

57. Quand les douleurs sont-elles maximales?

Wann sind die Schmerzen am schlimmsten?

58. Le matin

Morgens

59. Le soir

Abends

60. La nuit

Nachts

61. Toujours pareil

Immer gleich

62. En marchant quand ça monte
Beim Gehen aufwärts

63. En marchant quand ça descend
Beim Gehen abwärts

64. En montant les escaliers
Beim Treppenhochsteigen

65. En descendant les escaliers
Beim Treppenruntersteigen

66. Quand vous restez assis(e) longtemps?
Beim langen Sitzen?

67. Après être resté assis(s) longtemps?
Nach langem Sitzen?

68. Lors de très petits mouvements?
Bei kleinen Bewegungen?

69. Êtes vous allé(e) à l'hôpital/ en cure?
Waren Sie im Krankenhaus /Kur?

70. Combien de temps?
Wie lange?

71. Plusieurs jours
MehrereTage

72. Plusieurs semaines
Mehrere Wochen

73. Plusieurs mois
Mehrere Monate

74. Quand êtes vous sorti(e) de l'hôpital?
Wann sind Sie vom Krankenhaus entlassen worden?

75. Hier
Gestern

76. Avant-hier
Vorgestern

77. Il y a quelques jours
Vor ein Paar Tagen

78. Combien ?
   Wieviele ?

79. Il y a quelques semaines
   Vor ein Paar Wochen

80. Il y a quelques mois
   Vor ein Paar Monaten

Massage

Massage

1. **Vous pouvez vous déshabiller**
   Ziehen Sie sich aus bitte

2. **Pouvez-vous enlever votre haut?**
   Können Sie Ihr Oberteil ausziehen?

3. **Pouvez-vous enlever votre pantalon?**
   Können Sie Ihre Hose ausziehen?

4. **Pouvez-vous enlever votre jupe?**
   Können Sie ihren Rock ausziehen?

5. **Couchez vous sur le dos**
   Legen Sie sich auf den Rücken

6. **Couchez vous sur le ventre**
   Legen Sie sich auf den Bauch

7. Couchez vous sur le côté droit
   Legen Sie sich auf die rechte Seite

8. Couchez vous sur le côté gauche
   Legen Sie sich auf die linke Seite

9. La tête ici, s'il vous plait
   Kopf hier, bitte

10. Voulez vous une couverture?
   Wollen Sie eine Decke?

11. Avez-vous froid
   Ist Ihnen kalt ?

12. Avez-vous trop chaud?
   Ist Ihnen zu warm?

13. Mettez votre bras drois en bas
   Legen Sie den rechten Arm runter

14. Mettez votre bras drois en haut
Legen Sie den rechten Arm hoch

15. Mettez votre bras droit le long du corps
Legen Sie den rechten Arm am Körper entlang

16. Mettez votre bras gauche en bas
Legen Sie den linken Arm runter

17. Mettez votre bras gauche en haut
Legen Sie den linken Arm hoch

18. Mettez votre bras gauche le long du corps
Legen Sie den linken Arm am Körper entlang

19. Asseyez vous, s'il vous plait
Setzen Sie sich hin, bitte

20. Détendez vos épaules
Schulter locker lassen

21. Regardez devant vous

Nach vorne schauen

22. Ça fait mal?

Tut es weh?

23. Est-ce que je vous fais mal?

Tue ich Ihnen weh?

24. Montrez moi ou ça fait mal

Zeigen Sie mir wo es weh tut

25. Est-ce-que la pression est bonne / est-ce que j'appuie bien?

Ist der Druck gut?

26. OUI ?

JA ?

27. NON?

NEIN?

28. Plus fort ?
 Stärker ?

29. moins fort?
 Schwächer ?

30. C'est mieux?
 Besser?

31. C'est moins bien?
 Schlechter?

Thérapie manuelle

Manuelle Therapie

Diagnostic
Befund

1. **Vous pouvez vous déshabiller**
   Ziehen Sie sich aus bitte

2. **Pouvez-vous enlever votre haut?**
   Können Sie Ihr Oberteil ausziehen?

3. **Pouvez-vous enlever votre pantalon?**
   Können Sie Ihre Hose ausziehen?

4. **Pouvez-vous enlever votre jupe?**
   Können Sie ihren Rock ausziehen?

5. **Oú Avez-vous mal / des douleurs?**
   Wo haben Sie Schmerzen?

6. Est-ce-que vous allez mieux depuis la dernière thérapie?

Ist es besser geworden seit der letzten Behandlung?

7. Est-ce moins bien qu'avant?

Ist es schlechter geworden?

8. Avez-vous plus de douleurs maintenant?

Haben Sie jetzt mehr Schmerzen?

9. Avez-vous moins de douleurs maintenant?

Haben Sie jetzt weniger Schmerzen?

10. Où sont les douleurs maintenant / où Avez-vous mal maintenant

Wo sind jetzt die Schmerzen?

11. Tenez vous sur une jambe

Stehen Sie auf ein Bein

12. Maintenant, tenez vous sur l'autre jambe

Jetzt auf das andere Bein stehen

13. **Tenez vous debout seulement sur les talons**
    Stehen Sie auf die Fersen

14. **Tenez vous debout sur la pointes des pieds**
    Stehen Sie auf die Fußspitzen

15. **Asseyez vous**
    Setzen Sie sich hin

16. **Faites le dos rond**
    Machen Sie sich rund

17. **Mettez la tête en avant / posez le menton sur votre sternum**
    Kopf einrollen

18. **Ça tire?**
    Zieht es?

19. **Ça fait mal / C'est douloureux?**
    Ist es schmerzhaft?

20. C'est moins douloureux comme ça?
So weniger ?

21. C'est plus douloureux comme ça?
So mehr?

22. C'est mieux ?
Besser ?

23. C'est pire?
Schlechter?

24. Soulevez la tête
Heben Sie den Kopf

25. Regardez en l'air
Kopf nach oben / nach oben schauen

26. Regardez vers le bas / baissez la tête
Kopf nach unten / nach unten schauen

27. Tournez la tête à gauche

Kopf nach links drehen

28. Tournez la tête à droite

Kopf nach rechts drehen

29. Penchez la tête à gauche

Kopf nach links neigen

30. Penchez la tête à droite

Kopf nach rechts neigen

31. Détendez / restez détendu(e)

Locker lassen

32. N´essayez pas de m'aider, je fais le mouvement, vous restez détendu(e)

Nicht helfen, ich mache die Bewegung, Sie lassen locker

33. Levez les bras
Arme hoch

34. Levez le bras droit
Rechter Arm hoch

35. Baissez le bras droit
Rechter Arm runter

36. Levez le bras gauche
Linker Arm hoch

37. Baissez le bras gauche
Linker Arm runter

38. Pliez la jambe
Bein beugen

39. Tendez la jambe
Bein strecken

40. Pliez le genou
Knie beugen

41. Tendez le genou
   Knie strecken

42. Levez la jambe
   Bein heben

<u>Thérapie</u>
<u>Behandlung</u>

43. Couchez vous sur le dos
   Legen Sie sich auf den Rücken

44. Couchez vous sur le ventre
   Legen Sie sich auf den Bauch

45. Couchez vous sur le côté droit
   Legen Sie sich auf die rechte Seite

46. Couchez vous sur le côté gauche
   Legen Sie sich auf die linke Seite

47. La tête ici, s'il vous plait
   Kopf hier, bitte

48. Asseyez vous

Setzen Sie sich hin

49. Faites le mouvement avec moi.

Machen Sie die Bewegung leicht mit.

50. Poussez contre ma pression

Drücken Sie gegen meinen Widerstand

51. Poussez plus fort

Drücken Sie stärker

52. Poussez moins fort

Drücken Sie leichter

53. Ceci est un exercice à faire à la maison

Das ist eine Übung für Zuhause

54. Pliez les jambes et posez les pieds sous les genoux

Beine aufstellen

55. Contractez les muscles du ventre / faites marcher vos abdominaux

Bauch anspannen

56. Contractez les muscles fessiers
   Po anspannen

57. Contractez les muscles des jambes
   Beine anspannen

58. Contractez les muscles des bras
   Arme anspannen

59. Détendez vos muscles / vous
   Entspannen

60. Il est possible que ça fasse un peu mal
   Es kann sein, dass es ein Bißchen weh tut

61. Je vous montre, ensuite vous le faites
   Ich zeige es Ihnen, dann machen Sie es nach

62. Faites trois séries à 10 répétitions
   Machen Sie 3 Serien à 10 Wiederholungen

63. Faites trois séries à 15 répétitions
   Machen Sie 3 Serien à 15 Wiederholungen

64. Faites trois séries à 20 répétitions
   Machen Sie 3 Serien à 20 Wiederholungen

65. Faites trois séries à 30 répétitions
   Machen Sie 3 Serien à 30 Wiederholungen

66. Une fois par semaine
   1 mal die Woche

67. Deux fois par semaine
   2 mal die Woche

68. Trois fois par semaine
   3 mal die Woche

69. Une fois par jour
   1 mal pro Tag

70. Deux fois par jour
   2 mal pro Tag

71. Trois fois par jour
   3 mal pro Tag

72. Faites l'exercice devant le miroir

Machen Sie die Übung vor dem Spiegel

73. Asseyez vous devant le miroir

Sitzen Sie vor dem Spiegel

74. Restez debout devant le miroir

Stehen sie vor dem Spiegel

75. Ça ne doit pas faire mal

Das darf nicht weh tun

76. Ça ne doit pas arriver

Das darf nicht passieren

Facilitation neuromusculaire par la proprioception

PNF

1. Couchez vous sur le dos
Legen Sie sich auf den Rücken

2. Couchez vous sur le ventre
Legen Sie sich auf den Bauch

3. Couchez vous sur le côté droit
Legen Sie sich auf die rechte Seite

4. Couchez vous sur le côté gauche
Legen Sie sich auf die linke Seite

5. La tête ici, s'il vous plait
Kopf hier, bitte

6. Je vous montre comment faire le mouvement.
Ich zeige Ihnen wie die Bewegung aussehen soll

7. **Je fais le mouvement, vous laissez le bras détendu**
   Ich mache die Bewegung, Sie lassen den Arm locker

8. **Je fais le mouvement, vous laissez la jambe détendue**
   Ich mache die Bewegung, Sie lassen das Bein locker

9. **Maintenant, appuyez/poussez contre ma pression**
   Jetzt drücken Sie gegen meinen Widerstand

10. **Ouvrez les doigts et la main**
    Finger, Hand aufmachen

11. **Fermez les doigts et la main**
    Finger, Hand zumachen

12. **Tendez le coude**
    Ellbogen strecken

13. **Pliez le coude**
    Ellbogen beugen

14. **Levez la jambe**
    Bein hoch

15. Baissez la jambe
Bein runter

16. Contractez la jambe dans cette direction
Bein in die Richtung anspannen

17. Pliez le genou
Knie beugen

18. Tendez le genou
Knie strecken

19. Pliez la hanche
Hüfte beugen

20. Tendez la hanche
Hüfte strecken

21. Détendez vous / détendez vos muscles
Entspannen / Locker lassen

22. Plus
Mehr

23. Moins
Weniger

24. Plus fort
Stärker

25. Moins fort
Schwächer

26. Moins vite
Langsamer

27. Plus vite
Schneller

28. Appuyez, poussez vers le haut
Nach oben drücken

29. Appuyez, poussez vers le bas
Nach unten drücken

30. Maintenant dans l'autre direction
Jetzt in die andere Richtung

31. En direction de l'épaule de l'autre côté
Richtung gegenüberliegende Schulter

32. En direction de la hanche de l'autre côté
Richtung gegenüberliegende Hüfte

33. Vers l'oreille
Richtung Ohr

34. Vers le nez
Richtung Nase

35. Vers la fenêtre
Richtung Fenster

36. Vers la porte
Richtung Tür

37. Vers le mur
Richtung Wand

38. Vers l'horloge
Richtung Uhr

Mulligan

Mulligan

1. **Montrez moi quel mouvement vous provoque des douleurs**

   Zeigen Sie mir bei welcher Bewegung sie Schmerzen haben

2. **Détendez vous / restez détendu**

   Lassen Sie locker

3. **Maintenant, recommencez le mouvement.**

   Machen Sie jetzt die Bewegung noch einmal

4. **C'est mieux?**

   Ist es besser?

5. **Avez-vous des douleurs en montant les escaliers?**

   Haben Sie Schmerzen bei Treppenhochsteigen ?

6. **Avez-vous des douleurs en descandant les escaliers?**

   Haben Sie Schmerzen bei Treppenruntersteigen ?

7. C'est mieux comme ça?

Ist es besser so?

8. Vous ne devez pas avoir de douleurs, si ça fait mal, dites stop.

Sie dürfen keine Schmerzen haben, wenn es weh tut sagen Sie §topp◊

9. Si la ceinture vous fait mal, je peux mettre un petit coussin entre vous et la ceinture.

Wenn der Gurt weh tut lege ich ein Polster zwischen Ihnen und dem Gurt.

10. Vous pouvez faire cet exercice à la maison avec une serviette.

Daheim können Sie diese Übung mit einem Handtuch machen

11. Vous pouvez faire cet exercice à la maison avec une bande élastique.

Daheim können Sie diese Übung mit einem Theraband machen

12. Vous pouvez faire cet exercice à la maison avec un baton.

Daheim können Sie diese Übung mit einem Stab machen

13. Vous pouvez acheter la balle dans un magasin de sport.

Den Ball können Sie im Sportgeschäft kaufen.

14. Vous pouvez acheter la bande élastique dans un magasin de sport.

Das Theraband können Sie im Sportgeschäft kaufen.

15. Elle doit être rouge

Es soll rot sein

16. Elle doit être verte.

Es soll grün sein

Exercices

Übungen

1. Pliez
Beugen

2. Tendez
Strecken

3. Contractez vos muscles
Anspannen

4. Détendez vos muscles
Entspannen

5. Le postérieur en arrière
Gesäß nach hinten

6. Contractez vos abdominaux / gardez les abdominaux contractés
Bauch anspannen / angespannt lassen

7. Restez comme ça quelques secondes, ensuite détendez vos muscles

Bleiben Sie so ein Paar Sekunden, dann entspannen

8. Il ne doit y avoir aucun mouvement.

Es darf keine Bewegung stattfinden

9. Ceci est pour la coordination

Das ist für die Koordination

10. Faites trois séries à 10 répétitions

Machen Sie 3 Serien à 10 Wiederholungen

11. Faites trois séries à 15 répétitions

Machen Sie 3 Serien à 15 Wiederholungen

12. Faites trois séries à 20 répétitions

Machen Sie 3 Serien à 20 Wiederholungen

13. Faites trois séries à 30 répétitions

Machen Sie 3 Serien à 30 Wiederholungen

14. Faites une pause entre les séries

Machen Sie Pause zwischen den Serien

15. Quelques secondes
Ein Paar Sekunden

16. Quelques minutes
Ein Paar Minuten

17. Combien
Wieviel? (Siehe Glossar für die Zahlen)

18. Une fois par semaine
1 mal die Woche

19. Deux fois par semaine
2 mal die Woche

20. Trois fois par semaine
3 mal die Woche

21. Une fois par jour
1 mal pro Tag

22. Deux fois par jour
2 mal pro Tag

23. Trois fois par jour
 3 mal pro Tag

24. Faites l'exercice devant le miroir
 Machen Sie die Übung vor dem Spiegel

25. Asseyez vous devant le miroir
 Sitzen Sie vor dem Spiegel

26. Restez debout devant le miroir
 Stehen sie vor dem Spiegel

27. Ceci est pour la musculation
 Das ist für die Kräftigung

28. Faites le tous les jours à la maison
 Zuhause jeden Tag machen

29. Faites les exercices devant le miroir pour pouvoir corriger les erreurs.
 Machen Sie die Übungen vor dem Spiegel damit Sie sich korrigieren können

30. Cela ne doit pas arriver

Das darf nicht passieren

31. Comme ça, c'est faux

Das ist falsch

32. Comme ça, c'est bien

So ist es richtig

33. Lentement

Langsam

34. Plus lentement

Langsamer

35. Vite

Schnell

36. Plus vite

Schneller

37. Pas de mouvements brusques

Nicht ruckartig

38. Vous ne devez pas avoir de douleurs pendant des exercices.

Sie dürfen keine Schmerzen bei den Übungen haben.

39. Si vous avez des douleurs pendant les exercices, ne les faites plus et dites le moi la prochaine fois

Wenn Sie Schmerzen haben, während Sie die Übungen machen, lassen Sie die Übung sein und sagen es mir das nächste Mal.

40. Avez-vous fait les exercices?

Haben Sie die Übungen gemacht?

41. Avez-vous eu des douleurs?

Haben Sie dabei Schmerzen gehabt?

42. Montrez moi où vous avez eu des douleurs

Zeigen Sie mir wo Sie Schmerzen hatten

43. Montrez moi comment vous faites l'exercice.

Zeigen Sie mir wie Sie die Übung machen.

44. Tenez vous debout sur la jambe droite

Stehen sie auf dem rechten Bein

45. Tenez vous debout sur la jambe gauche

Stehen sie auf dem linken Bein

46. Tenez vous debout sur une jambe

Stehen sie auf einem Bein

47. Ceci est pour l'équilibre

Das ist für das Gleichgewicht

48. Essayez de ne pas tanguer

Versuchen Sie nicht zu wackeln

49. Essayez d'intégrer ce mouvement dans votre quotidien

Diese Bewegung können Sie in den Alltag einbauen

Reprise de la marche

Gangschule

1. **Tenez vous droit(e)**
   Stehen Sie gerade

2. **Faites des pas plus petits**
   Machen Sie kleinere Schritte

3. **Faites des pas plus grands**
   Machen Sie größere Schritte

4. **Faites des pas réguliers**
   Machen Sie regelmäßige Schritte

5. **Roulez bien le pied**
   Den Fuß abrollen

6. D'abord le talon, ensuite le pied roule et se propulse en avant avec la pointe du pied

Zuerst auf Ferse, dann rollt der Fuß, dann drücken Sie den Fuß vor mit dem Vorfuß

7. Les béquilles accompagnent toujours la jambe malade

Die Gehstütze gehen mit dem kranken Bein zusammen.

8. Laissez les bras détendus le long du corps

Arme locker am Körper pendeln lassen

Drainage lymphatique

Lymphdrainage

1. **On ne doit pas vous faire de prise de sang ou prendre votre tension à ce bras.**

   An diesem Arm darf man kein Blutdruck messen oder Spritzen

2. **Vous devez faire attention à ne pas vous blesser**

   Sie sollen sich möglichst nicht verletzten

3. **Vous ne devez pas prendre de bain brûlant ou prendre de bain de soleil**

   Sie dürfen nicht heiß baden oder zu lange in der Sonne liegen

4. **Si vous remarquez une éruption cutanée, rendez vous immédiatement chez le médecin.**

   Wenn Sie einen schmerzhaften Ausschlag haben, gehen Sie sofort zum Arzt.

5. **Surélevez les jambes souvent, plusieurs fois par jour.**

   Legen Sie oft, mehrmals pro Tag die Beine hoch

6. Surélevez la jambe souvent, plusieurs fois par jour.
Legen Sie oft, mehrmals pro Tag das Bein hoch

7. Surélevez le bras souvent, plusieurs fois par jour.
Legen Sie oft, mehrmals pro Tag den Arm hoch

8. Avez-vous un bas de compression?
Haben Sie einen Kompressionsstrumpf ?

9. Avez-vous des bas de compression?
Haben Sie Kompressionsstrümpfe?

10. Vous devez porter le bas tous les jours.
Den Strumpf müssen Sie jeden Tag tragen

11. Vous devez porter les bas tous les jours.
Die Strümpfe müssen Sie jeden Tag tragen

12. Vous devez porter le bas jour et nuit.
Den Strumpf müssen Sie Tag und Nacht tragen

13. Vous devez porter les bas jour et nuit.
Die Strümpfe müssen Sie Tag und Nacht tragen

14. **Vous ne devez pas porter de vêtements trop serrés.**

    Sie sollen keine einengende Kleidung tragen.

15. **Couchez vous sur le dos**

    Legen Sie sich auf den Rücken

16. **Tournez vous sur le ventre**

    Drehen Sie sich auf den Bauch

17. **Pouvez-vous vous coucher sur le ventre ou préfèrez vous vous assoir?**

    Können Sie sich auf den Bauch legen oder wollen Sie lieber sitzen?

18. **Assis(e)?**

    Sitzen?

19. **Pliez la jambe et posez le pied sous le genoux**

    Bein aufstellen

20. **Pliez les jambes et posez les pieds sous les genoux**

    Beine aufstellen

21. Rapprochez vous un peu de moi
Ein Bisschen zu mir rutschen

22. Mettez vous un peu plus à gauche
Rutschen Sie nach links

23. Mettez vous un peu plus à droite
Rutschen Sie nach rechts

24. Mettez vous un peu plus haut
Rutschen Sie kopfwärts

25. Mettez vous un peu plus bas
Rutschen Sie fußwärts

26. Ça fait mal?
Tut es weh?

27. Ça ne doit pas faire mal
Es darf nicht weh tun

Electrothérapie

Elektrotherapie

1. Je vais poser deux électrodes
   Ich werde 2 Elektroden anlegen

2. Je vais poser quatre électrodes
   Ich werde 4 Elektroden anlegen

3. Il n´y a pas encore de courant électrique
   Es fließt noch kein Strom

4. Je monte un peu la puissance électrique
   Ich drehe den Strom langsam hoch

5. Dites le moi, dès que vous sentez l'électricité
   Sie sagen es mir sobald Sie Strom spüren

6. Sentez vous l'électricité?
   Spüren Sie den Strom?

7. Ça doit être agréable

Es soll angenehm sein

8. Est-ce agréable?

Ist es angenehm?

9. Vous ne devez sentir qu'un léger courant électrique

Sie sollen den Strom nur ganz leicht spüren

10. Je baisse maintenant la puissance électrique jusqu'à ce que vous ne sentiez plus le courant.

Jetzt drehe ich den Strom runter bis Sie ihn nicht mehr spüren

11. Cela va durer environ dix minutes

Es dauert circa 10 Minuten

12. Cela va durer environ quinze minutes

Es dauert circa 15 Minuten

13. Cela va durer environ vingt minutes

Es dauert circa 20 Minuten

14. Lorsque c'est terminé, je reviens enlever les électrodes.

Wenn es fertig ist, komme ich und mache die Elektroden weg.

15. S'il y a un problème, appelez moi.

Wenn Sie ein Problem haben, rufen Sie mich.

16. Je suis à côté

Ich bin nebenan

Rééducation du périnée

Beckenboden Gymnastik

<u>court</u>

1. **Le périnée est un muscle qui se situe entre le pubis et le coccys.**

   Der Beckenboden ist der Muskel der zwischen Schambein und Steißbein ist.

2. **Sa fonction principale est de fermer les ouvertures qui s'y trouvent.**

   Seine Aufgabe ist hauptsächlich die Öffnungen, die sich da befinden zu schließen.

3. **Il travaille avec les muscles abdominaux et le diaphragme.**

   Er arbeitet mit den Bauchmuskeln und mit dem Zwerchfell zusammen.

4. C'est pour cela que ces muscles doivent aussi travailler pour remuscler le périnée.

Deshalb muß man diese Muskeln auch mitarbeiten lassen um den Beckenboden zu kräftigen.

5. Essayez de contracter le périnée en faisant comme si vous deviez aller aux toilettes mais que vous ne pouviez pas.

Versuchen Sie den Beckenboden anzuspannen indem Sie so anspannen wie wenn Sie aufs Klo müssten, es aber nicht könnten.

long

1. Le Périnée est le muscle situé entre les os coxaux latéraux (les os sur lesquels on s'assoit) le coccyx et le pubis.

Der Beckenboden ist der Muskel der sich zwischen rechter und linker Sitzbeinhöcker, Steißbein und Schambein befindet. Durch regelmäßiges Training können Sie einer Inkontinenz vorbeugen oder bestehende Probleme günstig beeinflussen.

2. La fonction principale du périnée est le contrôle de la continence. Grâce à un entrainement régulier, vous pourrez éviter une incontinence ou améliorer la situation dans le cas d'une incontinence déjà présente.

Der Beckenboden trägt wesentlich dazu bei, dass Sie Ihren Urin- und Stuhlabgang kontrollieren können.

3. Le périnée protège et soutient les organes situés dans le bassin. C'est pour cette raison qu'un entrainement du périnée permet d'éviter une descente d'organes.

Weiterhin bietet der Beckenboden den inneren Bauchorganen Halt und stützt sie von unten. Daher können Sie mit einem Becken-bodentraining Senkungsbeschwerden entgegenwirken.

4. **Afin de fonctionner correctement, le périnée travaille avec les muscles abdominaux et le diaphragme, le muscle respiratoire le plus important.**

Um diese Aufgaben erfüllen zu können, arbeitet der Beckenboden zusammen mit der Bauchmuskulatur und dem Zwerchfell, dem wichtigsten Atemmuskel.

5. **C'est pour cette raison qu'il faut faire travailler ces muscles afin de remuscler le périnée.**

Deshalb muß man diese Muskeln auch mitarbeiten lassen um den Beckenboden zu kräftigen.

6. **Essayez de contracter votre périnée en vous imaginant que vous fermer votre anus et votre vagin.**

Versuchen Sie, die Beckenbodenmuskulatur anzuspannen indem Sie sich vorstellen daß Sie Ihren After und Ihre Scheide verschließen.

7. Essayez de contracter votre périnéé en le contractant comme si vous aviez besoin d'aller aux toilettes mais que vous ne pouviez pas.

Versuchen Sie den Beckenboden anzuspannen indem Sie so anspannen wie wenn Sie aufs Klo müssten, es aber nicht könnten.

8. Inspirez profondément, contractez votre ventre et expirez en même temps.

Tief einatmen, beim langsamen Ausatmen Bauch anspannen.

9. Je vous montre et ensuite vous le faites.

Ich zeige es Ihnen, dann machen Sie es nach.

Thérapie respiratoire

Atemtherapie

1. Inspirez par le nez

Atmen Sie durch die Nase ein

2. Expirez par la bouche

Atmen Sie durch den Mund aus

3. Je vous montre, ensuite vous le faites.

Ich mache es vor, Sie machen es nach.

4. Lentement

Langsam

5. Plus lentement

Langsamer

6. Vite

Schnell

7. Plus vite

Schneller

8. Profondément

Tief

9. Plus profondément

Tiefer

10. Superficiellement

Oberflächig

11. Moins profondément

Oberflächiger

12. Respirez plus dans le ventre

Atmen Sie mehr in den Bauch

13. Le ventre doit devenir plus gros lorsque vous inspirez

Der Bauch soll dicker werden wenn Sie einatmen.

14. Posez vos mains sur le ventre

Legen Sie die Hände auf den Bauch

15. Posez vos mains sur la cage thoracique

Legen Sie die Hände auf den Brustkorb

16. Votre ventre doit faire bouger vos mains lorsque vous inspirez

Ihre Hände sollen vom Bauch bewegt werden wenn Sie einatmen

Pratique

Nützliches

1. Bonjour
Guten Tag

2. Au revoir
Tschüss

3. S'il vous plaît
Bitte

4. Merci
Danke

5. Restez relaxé
Locker lassen

6. C'est douloureux?
Tut es weh?

7. C' est mieux comme cela?

Ist es besser so?

8. Plus fort?

Stärker?

9. Oui

Ja

10. Non

Nein

11. Je suis désolé, je ne comprends pas

Es tut mir Leid, ich verstehe Sie nicht

Mot de la fin

Je tiens à dire merci à tous ceux qui m'ont aidé à écrire la série "Little Physio"

Merci aux traducteurs, aux correcteurs, à ma famille et à mes amis qui ont tous participé de près ou de loin à l'aventure.

Merci aussi à ceux qui ont prêté leur voix pour l'application "Little Physio" ainsi que pour les vidéos de présentation.

Un grand MERCI à mon mari, qui a programmé les applications pour Android et pour Iphone... et pour tout le reste aussi :)

Merci à vous, lecteur fidèle, d'avoir acheté ce livre ou même plusieurs de mes livres (voir page suivante)

et

si vous appréciez le Little Physio, merci de bien vouloir laisser un commentaire sur Amazon, ce serait très gentil de votre part :)

Bibliographie

Série Little Physio

- Français => anglais
- Français => espagnol
- Français => italien
- Français => allemand
- Français => turc

ou

The Big Little Physio

- Français => anglais, espagnol, italien, allemand, turc

Série Le petit coach

- Le petit coach pour plus de bonheur
- Le petit coach pour booster la confiance en soi

Caroline Braun

www.ingramcontent.com/pod-product-compliance
Lightning Source LLC
Chambersburg PA
CBHW071802170526
45167CB00003B/1137